Meriam Khadhar
Manel Aoun
Fares Azaiz

Nefropatia associada a produtos de contraste

Meriam Khadhar
Manel Aoun
Fares Azaiz

Nefropatia associada a produtos de contraste

E se nos injectássemos com veneno para os rins?

ScienciaScripts

Cover image: www.ingimage.com

This book is a translation from the original published under ISBN 978-620-6-72364-6.

Publisher:
Sciencia Scripts
is a trademark of
Dodo Books Indian Ocean Ltd. and OmniScriptum S.R.L publishing group

120 High Road, East Finchley, London, N2 9ED, United Kingdom
Str. Armeneasca 28/1, office 1, Chisinau MD-2012, Republic of Moldova, Europe
Printed at: see last page
ISBN: 978-620-8-24573-3

Conteúdo

Capítulo 1

A insuficiência renal aguda (IRA) associada aos meios de contraste iodados (PICs) é uma complicação temida que ocorre após muitos procedimentos radiológicos. Estas explorações expõem regularmente um número crescente de pacientes ao potencial nefrotóxico dos PICs [1].

A nefropatia associada ao meio de contraste iodado (NCI) é uma insuficiência renal aguda que ocorre tipicamente entre 24 e 72 horas após uma injeção de NCI [1].

Embora a grande maioria dos casos de insuficiência renal aguda se desenvolva frequentemente após exames radiológicos padrão, esta complicação é cada vez mais encontrada na cardiologia de intervenção, e especificamente no tratamento da doença arterial coronária, onde a opacificação vascular com ICP é a única alternativa diagnóstica e terapêutica na maioria dos casos [2].

A LRA associada à ICP é a terceira causa mais comum de insuficiência renal aguda intra-hospitalar, depois da LRA funcional e das causas induzidas por fármacos [3]. Entre as razões apontadas estão o aumento do uso de técnicas de cateterismo cardíaco, a presença de múltiplas comorbidades em pacientes submetidos à intervenção coronária percutânea e o uso de maiores quantidades de ICP para lesões coronárias complexas.

A incidência desta complicação varia consideravelmente em função dos factores de risco pré-existentes e das caraterísticas do exame.

Estima-se que a incidência seja de 1 a 2% na população geral, aumentando progressivamente com o(s) fator(es) de risco, atingindo quase 50% em doentes com múltiplos factores de risco [4], nomeadamente diabetes e insuficiência renal crónica, após coronariografia ou intervenção coronária percutânea [2].

A sua ocorrência no contexto cardiológico está associada a um aumento do tempo e custos de hospitalização, bem como a um aumento da morbilidade e mortalidade cardiovascular [5].

A prevenção é, por conseguinte, um dos principais desafios terapêuticos.

Foram publicadas três recomendações internacionais relativas ao diagnóstico, prevenção e tratamento da NICP: as da Sociedade Europeia de Radiologia Urogenital (ESUR)[6], as da iniciativa Kidney Disease: Improvement of Global Outcome (KDIGO)[7] e, finalmente, as da European Renal Best Practice (ERBP)[8]. É de salientar que estas recomendações são o resultado da interpretação de estudos de qualidade variável em populações diversas, a maioria das quais em ambulatório. Consequentemente, o profissional deve aplicá-las com cautela, tendo em conta o contexto clínico particular de cada doente[4].

A insuficiência renal aguda tem sido largamente subnotificada no Norte de África, com alguns estudos relatados na Tunísia, onde a incidência de IRA associada a meios de contraste varia de 8,8% a 17,2% [9] [10], dependendo do estudo.

Isto levou-nos a realizar um estudo com os seguintes objectivos

Determinação da incidência de IRA associada a produtos de contraste

Identificação de factores preditivos para a ocorrência de IRA associada a meios de contraste iodados no contexto da cardiologia.

Capítulo 2

1. Tipo de estudo :

Trata-se de um estudo observacional retrospetivo descritivo e analítico de 133 pacientes submetidos a angiografia coronária e/ou angioplastia coronária no serviço de cardiologia do Hospital Mongi Slim durante um período de 3 meses, de abril a junho de 2023.

2. Métodos

1.1 Critérios de inclusão

Os pacientes incluídos neste estudo foram :

Idade superior a 18 anos

Ter sido submetido a uma angiografia coronária e/ou a uma angioplastia coronária no serviço de cardiologia do Hospital Mongi Slim durante o período do estudo

1.2 Critérios de não-inclusão :

Os critérios de não-inclusão foram os seguintes

Doentes com insuficiência renal obstrutiva

Doentes em diálise crónica

1.3 Critérios de exclusão

Os doentes com dados em falta no ficheiro foram excluídos:

Nos quais não dispomos de creatinina pré e pós-procedimento (48h a 72h após o procedimento)

Cuja fração de ejeção ventricular esquerda estimada (LVEF) não foi mencionada

2 Recolha de dados

Foi previamente elaborada uma ficha de informação (apêndice) para especificar os dados seguintes:

2.1 Dados epidemiológicos

Idade

Sexo

2.2 Dados anamnésticos

Hábitos: fumar.

História médica (factores de risco cardiovascular): diabetes, hipertensão, nefropatia pré-existente, dislipidemia, etc.

História de insuficiência cardíaca

Antecedentes de injeção de contraste iodado (ICP)

Medicamentos: Metformina, aminoglicosídeos, diuréticos, bloqueadores do sistema renina angiotensina (RASB), anti-inflamatórios não esteróides (AINE), estatinas, inibidores da bomba de protões (IBP) e gliflozinas (ou inibidores do co-transportador de sódio-glicose tipo 2 (SGLT2)).

2.3 Dados clínicos

Pressão arterial sistólica (PAS) e pressão arterial diastólica (PAD)

O estado de hidratação.

2.4 Dados biológicos

No dia anterior ao procedimento: creatinina no sangue, ureia, ionograma, hemograma.

ётеёте E ntre o 2 e o 3 dia após o procedimento: creatinina no sangue.

2.5 Dados eco-cardiográficos

Fração de ejeção do ventrículo esquerdo (LVEF).

O estado da veia cava inferior

2.6 Dados processuais

2.6.1 Justificação do procedimento

> Enfarte do miocárdio com supradesnivelamento do segmento ST persistente (STEMI)

> Síndrome coronária (SCA) ST(-) Troponina (+)

> Angorstable

> SCAST(-)Troponina(-)

> Angiografia coronária pré-operatória,

> Avaliação da cardiomiopatia dilatada (DCM),

> Avaliação de um ritmo duplo (TR)

> Angioplastia electiva

> Avaliação da insuficiência cardíaca aguda

> Cintigrafia do miocárdio ou prova de esforço ou tomografia computadorizada coronal positiva *2.6.2 Natureza do procedimento*

> Angiografia coronária,

> Angioplastia coronária

> Angiografia coronária e angioplastia coronária ad-hoc

> Angiografia coronária e angioplastia primária

2.6.3 O tempo entre [admissão hospitalar e [angiocoronariografia

- Angiografia coronária de urgência (< 24 horas)
- Angiografia coronária programada

2.6.4 Dados clínicos no momento da Гexamen

Pressão arterial no momento da operação: hipotensão por procedimento e eventual utilização de aminas vasoactivas

2.6.5 Dados relativos aos meios de contraste iodados

Natureza e quantidade do meio de contraste a injetar

2.7 Resultados da angiografia coronária :

Doença coronária monotruncal, bi-truncal e tri-truncal

Rede coronária normal ou infiltrada

2.8 A pontuação de Mehran

Calculámos a pontuação de Mehran para todos os doentes.

2.9 Protocolo de prevenção

2.9.1 Natureza e volume do agente de contraste administrado

Os produtos de contraste intravasculares baseiam-se num anel de benzeno heterocíclico tri-iodo que lhes confere a sua radiopacidade (figura 1).

A estrutura global pode ser um monómero (1 anel de benzeno simples) ou um dímero (2 anéis de benzeno). É feita uma distinção entre moléculas iónicas e não iónicas de acordo com a sua associação com um catião de sódio ou meglumina.

Os PIC são também classificados de acordo com a sua osmolalidade e viscosidade[II].

No nosso estudo, foram utilizados dois PICs:

J O Iohexol (Omnipaque 350) estava disponível no hospital.

É um monómero não iónico com uma baixa osmolaridade (780 mOsm/kg H20 a 37°C) correspondente a 350 mg de elemento de iodo por mililitro e uma viscosidade de 10,6 m Pasa37°C[12].

J O iodinaxol (Visipaque 320) foi reservado, quando disponível, principalmente para os doentes com insuficiência renal nos estádios 3, 4 ou 5.

Trata-se de um dímero iso osmolar não iónico. (290 mOsm/kg H20 a 37°C) correspondente a 320 mg de elemento iodo por mililitro e com uma viscosidade de 11,4 m Pasa37°C[13].

Infelizmente, o iodinaxol nem sempre estava disponível no hospital.

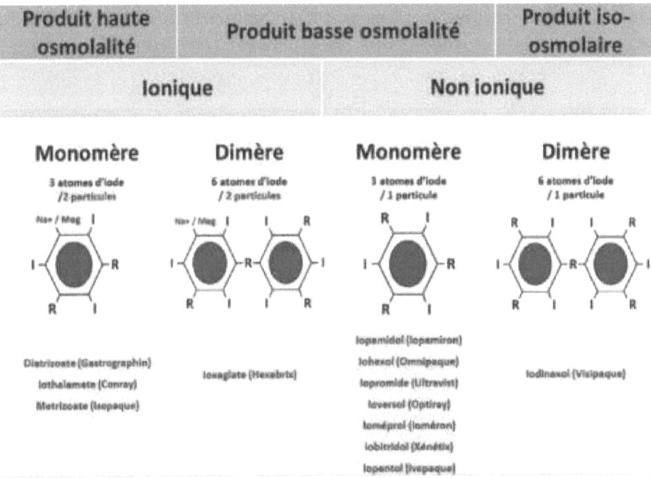

Figura 1: Estrutura dos produtos de contraste de iodo

Calculámos dois rácios preditivos para a ocorrência de IRA associados a PCI :

- ❖ A relação entre o volume injetado e a depuração da creatinina.
- ❖ O rácio entre a dose de iodo em gramas e a depuração da creatinina.

2.9.2 Protocolo adotado no serviço de cardiologia e acompanhamento dos doentes

Não foram recomendadas medidas preventivas para os pacientes explorados na urgência.

Os protocolos de prevenção foram aplicados a doentes de risco: especificamente diabéticos e/ou doentes que sofrem de insuficiência renal.

Nos pacientes que se apresentaram para procedimento eletivo ou programado com estado de hidratação satisfatório, foi iniciada a prevenção estratégica 24 horas antes da injeção do meio de contraste iodado, baseada na administração intravenosa de um litro de NaCL 9g/L, respeitando o estado hemodinâmico dos pacientes com disfunção ventricular esquerda (VE), a fim de evitar sobrecarga pulmonar. Não foram utilizadas soluções à base de bicarbonato.

A reidratação foi mantida no dia do procedimento e nas 48 horas seguintes, com monitorização rigorosa do estado hemodinâmico e dos sinais de sobrecarga.

Após o procedimento, os doentes foram submetidos a controlos clínicos e medições biológicas nas 48-72 horas seguintes e no momento da alta.

A figura abaixo mostra o protocolo seguido no serviço de cardiologia do Hospital Mongi Slim.

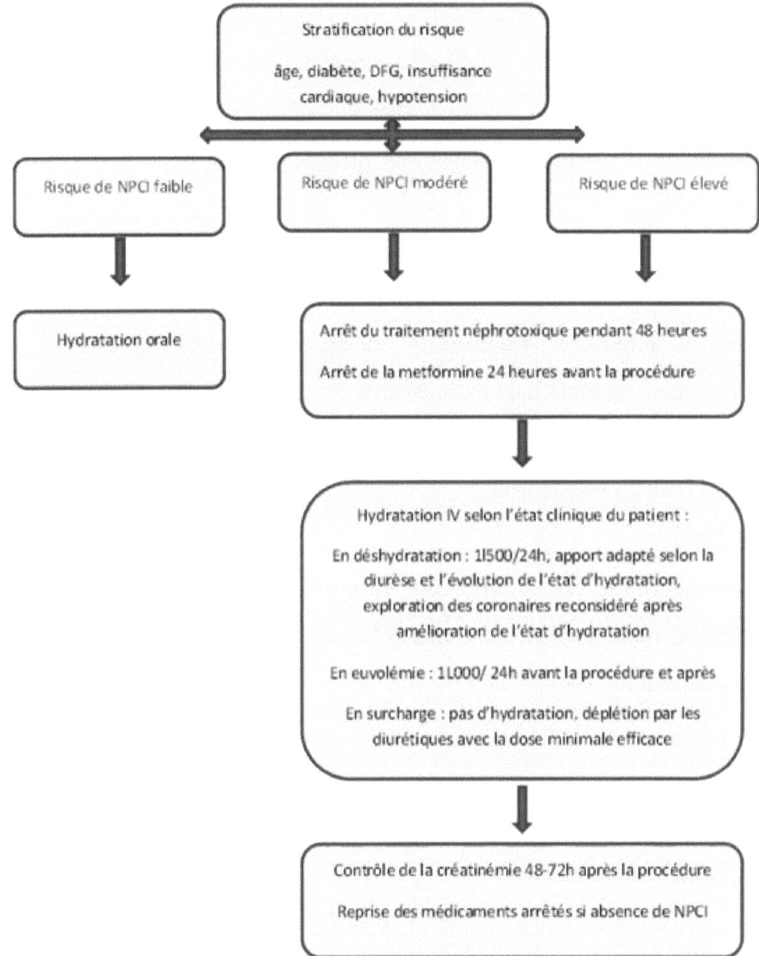

Figura 2: A abordagem estratégica preventiva adoptada pelo serviço de cardiologia do Mongi Slim Hospital

2.10 Dados evolutivos

O critério de avaliação foi a ocorrência de NPCI através da análise dos seus factores

riscos associados.

Em casos de IRA associada a PICs, observámos :

O grau de gravidade da IRA de acordo com os KDIGOs

Consequências clínicas: OAP - rutura da diurese - perturbações hidrolíticas

A utilização de epuração extra renal

A evolução subsequente da função renal: recuperação total/parcial/não recuperação

Duração do internamento e mortalidade intra-hospitalar

2.11 Definições

***Nefropatia induzida por contraste (NIC):**

De acordo com a classificação KDIGO 2012 [7], a NPCI é definida como:

Um aumento **superior a 44 umol/l (>=** 0,5 mg/dl) da creatininémia,

e/ou um aumento relativo de **mais de 25%** do valor de base,

nas 48 horas seguintes à injeção da ICP

sem outras causas evidentes.

***IRA KDIGO ;**

A classificação da IRA de acordo com as diretrizes internacionais KDIGO 2012 [7] baseia-se num aumento da creatinina sérica e/ou numa diminuição da diurese (Quadro I).

O objetivo destas recomendações é caraterizar a gravidade de uma IRA.

Quadro I: Classificação da insuficiência renal aguda de acordo com as recomendações internacionais do KDIGO

Estádio	Creatinina plasmática	Diurese
1	> 26,5 pmol/l ou 1,5 a 1,9 vezes a creatinina plasmática basal	< 0,5 ml/kg/h durante 6 a 12 horas.
2	2,0 a 2,9 vezes a creatinina plasmática basal	< 0,5 ml/kg/h durante > 12h
3	3,0 vezes a creatinina plasmática de base ou creatinina plasmática > 354 pmol/l ou início de depuração extra-renal	< 0,3 ml/kg/h durante > 24h ou anúria durante > 12h

***Taxa de filtração glomerular :**

A taxa de filtração glomerular (TFG) foi estimada utilizando a fórmula MDRD (Modification ofdiet in renal disease) (Figura 2)[14].

$$_{cr}{}^{1540203}eDFG = I\ 75\ x(S\ x0{,}01\ I3)\ '\ x\ idade\ -\ x\ 0{,}742$$

(se fêmea) x 1,21 2 (se preta)

Figura 3: Fórmula MDRD para calcular a taxa de filtração glomerular

***Insuficiência renal crónica :**

[2]A insuficiência renal crónica (IRC) foi definida como uma TFG inferior a 60 ml/min/1,73 m de superfície corporal durante pelo menos 3 meses [7].

Os estádios da doença renal crónica foram definidos pelo grupo de trabalho KDIGO 2012 [7] (Quadro I).

Quadro II: Fases da doença renal crónica

Estádio	[2]Taxa de filtração glomerular (ml/min/1,73 m SC)	Definição
1	>90	Doença renal crónica* com TFG normal ou aumentada**.
2	60-89	Doença renal crónica* com uma taxa de filtração glomerular ligeiramente reduzida
3	30-59	Insuficiência renal crónica moderada
4	15-29	Insuficiência renal crónica grave
5	<15	Insuficiência renal crónica terminal

* Com marcadores de insuficiência renal: prot^inuria clínica, k^maturia, leucocitúria, ou anomalias morfológicas ou histológicas, ou marcadores de disfunção tubular, que persistam por mais de três meses *DFG: taxa de filtração glomerular

***A pontuação clínica de Mehran para prever o risco de nefropatia associada aos produtos de contraste iodado:**

O escore de risco da NPCI utilizado em nosso estudo foi o validado por Mehran et al [15] (Tabela II).

Quadro III: Pontuação de Mehran para prever o risco de nefropatia associada a produtos de contraste iodados

Variáveis	Pontos
Hipotensão arterial	5
Utilização de uma bola de contra-pulsos	5
Insuficiência cardíaca congestiva	5
Idade > 75 anos	4
creatinina sérica > 133 umol/l ou eGFR < 60ml/min/1,73 m^2 eGFR [40-60[eGFR [20-40[	4 2 4

eGFR<20	**6**
Diabetes	**3**
Anémia	**3**
Volume do meio de contraste iodado administrado *	**1**

*1 ponto por cada lOOcc de PCI administrado

O risco é considerado:

- Pontuação baixa<5.
- Moderado se a pontuação se situar entre 6 e 10.
- Elevada se a pontuação se situar entre 11 e 15.
- Treselevesilescore>16.

***A hipotensão arterial** é definida como uma PAS <80 mmHg por > 1 hora, exigindo o uso de inotrópicos ou a colocação de um balão de contrapulsação dentro de 24 horas [15].

***A insuficiência cardíaca congestiva** foi definida como insuficiência cardíaca sintomática de dispnéia classificada como Ш/W de acordo com a classificação da New York Heart Association e/ou antecedentes de edema pulmonar [15].

***A diabetes** foi definida como glicemia em jejum >126 mg/dL, glicemia aleatória >200 mg/dL, hemoglobina glicosilada >6,5% ou se tivesse havido um diagnóstico prévio ou tratamento anti-diabético específico administrado desde a admissão [16].

***A anemia** foi definida exclusivamente com base na medição da hemoglobina, de acordo com a Organização Mundial de Saúde (OMS)[17].

* <13g/dl nos homens,
* <12g/dl nas mulheres.

***Hipertensão arterial** :

A hipertensão arterial (HA) foi definida, segundo a OMS, como uma PAS > 140 mmHg e/ou PAD > 90 mmHg confirmada em várias ocasiões ou o uso de tratamento anti-hipertensivo [18].

<u>*</u> **<u>Disfunção do ventrículo esquerdo :</u>**

A disfunção ventricular esquerda é definida como FEVE < 50%.

A FEVE moderadamente reduzida é definida como um valor entre 40% e 49% e a FEVE reduzida como um valor abaixo de 40% [19].

<u>*</u> **<u>Desidratação:</u>**

A desidratação corresponde a uma diminuição do volume de água no sector extracelular e/ou intracelular.

J <u>Desidratação extracelular</u> [20]:

<u>Clínica:</u> perda de peso, pregas cutâneas, hipotonia dos globos oculares, hipotensão arterial ortostática, oligúria, taquicardia.

<u>Biologia:</u> sinais biológicos indirectos que reflectem uma diminuição do volume extracelular: síndrome de hemoconcentração: protidemia elevada, hematócrito elevado, natriurese colapsada, creatininemia elevada, ureia plasmática elevada, hiperuricemia, alcalose metabólica de "contração".

J <u>Desidratação intracelular</u> [21]:

<u>Clínica:</u> sede, mucosas secas, perda de peso, sinais neuropsicológicos (agitação, confusão, convulsão, coma, etc.)

<u>Biologia:</u> hipernatremia, hiperosomolalite

<u>*Estado de sobrecarga/hiper-volmia ;</u>

Redemas periféricos, sinais de congestão pulmonar, hipertensão arterial ou estase jugular (turgidez, refluxo hepato-jugular) podem ser marcadores de hipertrombose [22].

3. Análise estatística dos dados

A introdução dos dados e a análise estatística foram efectuadas com recurso ao software SPSS versão 23.

A natureza da distribuição de cada variável quantitativa foi verificada através do teste de Kolmogorov-Smirnov (K-S).

3.1. Estudo descritivo

Para as variáveis qualitativas, calculámos as frequências simples (n) e as frequências relativas (em percentagem).

Para as variáveis quantitativas, calculámos as médias (M) ou as medianas (Med), os desvios-padrão (DP) e/ou a amplitude (valores extremos: Mínimo (Min) e Máximo (Max)).

3.2. Estudo analítico

A pesquisa de factores associados à ocorrência de IRA associada a PICs foi realizada em análise :

-*Univariada:* por estudo da associação entre :

* duas variáveis qualitativas utilizando o teste do Qui-quadrado de Pearson e o teste exato de Fisher. No caso de uma associação significativa, o risco de ocorrência desta NPCI foi calculado utilizando o Odds ratio (OR).

*Uma variável qualitativa e uma variável quantitativa utilizando:

Para variáveis quantitativas com uma distribuição normal, o teste t de Student.

Foram utilizados testes não-paramétricos para variáveis com distribuição não-Gaussiana. Foram construídas curvas ROC para as variáveis quantitativas que estavam significativamente associadas a um ICNP. Escolhemos como limiar o valor que oferece o melhor compromisso entre sensibilidade e especificidade. Este é o limiar a partir do qual a curva ROC apresenta um ponto de inflexão.

-*Multivariada:* utilizando o modelo de regressão de Cox. O nível de significância foi fixado em 0,05 ou 5%.

4. Pesquisa bibliográfica

A pesquisa bibliográfica foi efectuada utilizando os sítios Web e os motores de busca Pubmed, Google Scholar e Science Diret.

Estudámos literatura em inglês e francês.

As palavras-chave utilizadas foram: insuficiência renal aguda, meio de contraste iodado, angiografia coronária, angioplastia, prevenção, fator de risco.

As referências bibliográficas foram geridas utilizando o software Zotero.

5. Considerações éticas

No nosso estudo, declaramos que não existe qualquer conflito de interesses.

Os dados relativos à identidade dos pacientes foram cuidadosamente tratados de forma a respeitar o seu anonimato.

Capítulo 3

1 ESTUDO DESCRITIVO

1.1 Tamanho da amostra

A nossa população de estudo era constituída por 133 doentes.

1.2 Dados epidemiológicos da população estudada

1.2.1 Idade

A idade média dos doentes estudados era de 63 anos, com extremos que variavam entre os 28 e os 82 anos .

O grupo etário entre os 50 e os 69 anos foi o mais representado, representando 69% da população estudada (Figura 4).

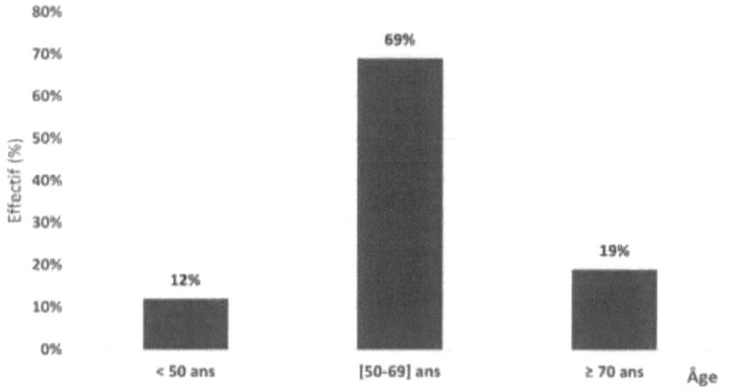

Figura 4: Repartição da população do estudo por grupo etário

1.2.2 Género

A população estudada era constituída por 93 homens (70%) e 40 mulheres (30%), o que corresponde a um rácio entre sexos de 2,33 (Figura 4).

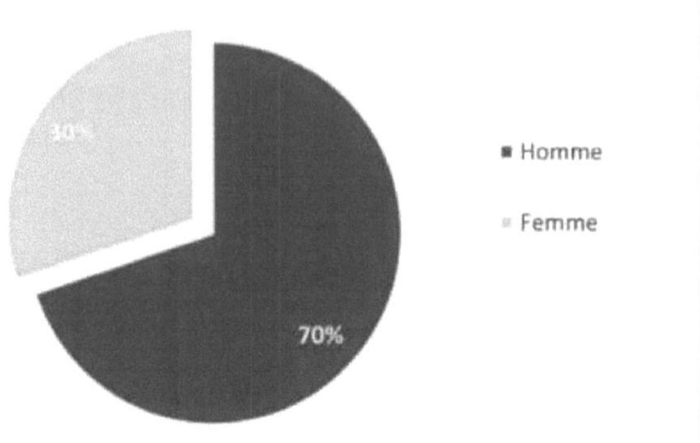

Figura 5: Repartição da população do estudo por género

1.3 Dados anamnésticos da população do estudo

1.3.1 Hábitos

Setenta doentes eram fumadores activos (53%)

1.3.2 Historial médico

1.3.2.1 Diabetes

A diabetes foi registada em 67 doentes (50% da população). Entre estes doentes diabéticos, 38 doentes tinham diabetes com necessidade de insulina (57%).

da população diabética) (Figura 6).

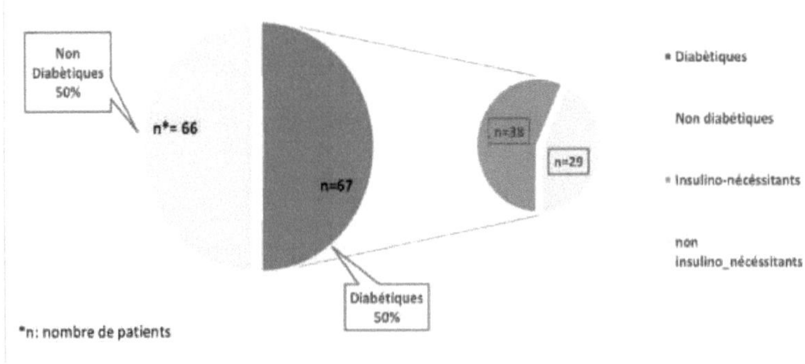

Figura 6: Distribuição da população do estudo de acordo com a resistência à insulina

1.3.2.2 Hipertensão arterial

A tensão arterial elevada foi registada em 78 doentes (59%).

A Tabela IV mostra a distribuição dos pacientes hipertensos de acordo com o tratamento anti-hipertensivo utilizado.

Quadro V: Tratamentos anti-hipertensores em doentes hipertensos

Tratamento	Número n (% de hipertensos)
Não	13 (17%)
BSRA* + diuréticos	26 (33%)
BSRA* isoladamente	31 (40%)
Diuréticos isolados	8 (10%)
ARB: Bloqueadores do sistema angiotensina-renina	

1.3.2.3 Dislipidemia

A dislipidemia estava presente em 45 doentes (34% da população).

1.3.2.4 Doença renal pré-existente

No nosso estudo, nove doentes (7% da amostra) estavam a ser monitorizados por doença renal crónica. Todos estavam associados à nefropatia diabética. [22]Oito destes doentes tinham DRC: seis tinham uma depuração da creatinina entre 30 e 59 ml/min/l,73m e dois doentes tinham insuficiência renal crónica grave com uma depuração da creatinina inferior a 30 ml/min/l,73m .

1.3.2.5 Número de factores de risco cardiovascular

No nosso estudo, verificámos que 114 doentes apresentavam dois ou mais factores de risco cardiovascular, o que representa 86% da população estudada.

Tabela VI: Distribuição dos factores de risco cardiovascular na população estudada

Factores de risco cardiovascular	Número n (% do total)
Tabagismo ativo **(atual ou interrompido há menos de três anos)**	70 (53%)
Idade	103 (77,4%)
Homens > 50	76 (81,7% dos homens)
Mulheres > 60	27 (67,5% das mulheres)
Diabetes	67 (50%)
Hipertensão	78 (59%)
Dislipidemia	45 (34%)

1.3.3 Injeção de contraste iodado com menos de 3 meses

Vinte doentes (15% da população estudada) foram submetidos a investigações que exigiram a utilização de injecções de PCI (Tabela VII).

A mediana do tempo entre a injeção da PIC e o exame atual foi de 21 dias, com extremos entre 3 e 109 dias. Apenas um doente tinha uma história de injeção de PIC com menos de 5 dias.

Quadro VIII: Repartição da população do estudo de acordo com as investigações anteriores efectuadas

Tipo de injeção Número n (% do total)

Angiografia coronária	Intra-arterial	19 (14%)
Scanner Coro	Intravenosa	1(1%)
Angioscan	Intravenosa	0

1.3.4 Antecedentes de insuficiência renal aguda

Entre a população estudada, 6 doentes (4% da amostra) tinham antecedentes de IRA, 3 dos quais desenvolveram IRA após uma injeção de PCI (representando 15% dos doentes que receberam uma injeção). A etiologia da IRA nos outros doentes é desconhecida.

A devolução foi marcada por um regresso aos níveis basais de creatinina em todos os doentes.

1.3.5 Medicação concomitante com [injeção de contraste iodado

A medicação concomitante com a injeção de PCI foi tomada por toda a população do estudo.

Os diferentes tratamentos são enumerados no quadro IX infra.

É de salientar que nenhum dos doentes do nosso estudo estava a tomar aminoglicosídeos.

Quadro X: Medicação concomitante com a injeção de meios de contraste iodados

Medicamentos	*Trabalhadores*	*Percentagem*
BSRA*	**88**	**66%**
Beta-agonistas	**101**	**76%**
Insulina	**38**	**29%**

Metformina	**21**	**16%**
iSGLT2*	**21**	**16%**
Diuréticos	**66**	**50%**
Espironolactona	**17**	**13%**
Diuréticos de ansa	**27**	**20%**
Diuréticos de tiazida	**22**	**17%**
Estatinas	**123**	**93%**
PPI	**109**	**82%**
AINES*	**8**	**6%**
Aspirina	**117**	**88%**
Clopidogrel	**117**	**88%**

*NSAIDs: fármacos não 51ëro'|д1еп5 inflamatórios, RASB: bloqueadores do sistema renina angiotensina, PPIs: inibidores da bomba de protões, ISGLT2: inibidores do co-transportador sódio-glicose tipo 2.

1.4 Dados clínicos

A tabela IX abaixo ilustra os dados clínicos pré-procedimento.

Quadro XI: Dados clínicos da população em estudo

Número n (%)	
Sinais de desidratação	6 (5%)
Sinais de sobrecarga	27 (20%)
Mediana em mmHg (min-max)	
Pressão arterial sistólica	130 (70-187)
Pressão arterial diastólica	75 (5-104)

1.5 Dados biológicos

O quadro XII resume os diferentes dados biológicos.

Quadro XIII: Dados biológicos da população em estudo

	Mediane	**IQR [25%-75%]**
Hematócrito (%)	**41**	**[37-44]**
^{3}Linfócitos (/mm)	**1780**	**[1275 -2365]**
^{3}Neutrófilos (/mm)	**5170**	**[3665-7100]**
Rácio neutrófilos/linfócitos	**2,9**	**[l,8-4,3]**
Uree (mmol/l)	**6,3**	**[4,9-7,8]**
Creatinina pré-procedimento (umol/l)	**81**	**[68,6- 92,7]**
Calemia (mmol/l)	**4,4**	**[4-4,75]**
Natremia (mmol/l)	**138**	**[136-139]**
	Média +/tipo de carrinho	**Mínimo - Máximo**

Hemoglobina (g/dl)	13,2 +/- 2	6,6-17,5

A anemia foi registada em 42 doentes, ou seja, 32% da população estudada.

[2]A Figura 7 abaixo ilustra a distribuição da nossa população de acordo com a TFG calculada a partir da creatinina pré-procedimento, mostrando que 27 pacientes (20%) tinham função renal comprometida (TFG < 60 ml/min/l,73m SC).

Não conhecemos a etiologia da insuficiência renal.

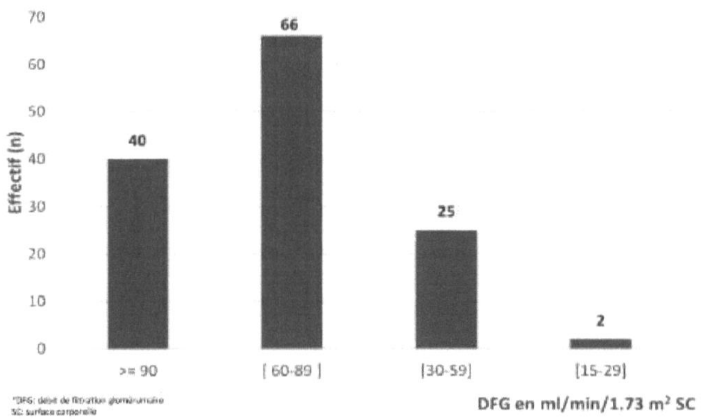

Figura 7: Distribuição da população por procedimento de creatinina pzë

1.6 Dados de ultrassom

A FEVE mediana foi de 55% com um IQR de 25-75 [45%-60%].

Quarenta e cinco doentes (34%) apresentavam disfunção ventricular esquerda (Figura 7).

A veia cava inferior estava dilatada em 13 doentes.

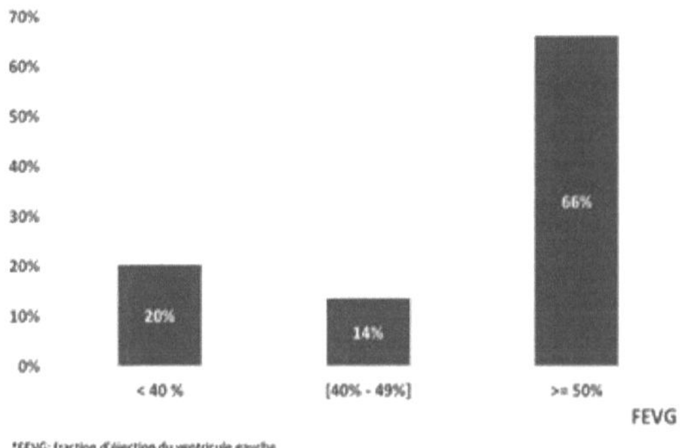

Figura 8: Distribuição da população do estudo de acordo com a fração de ejeção do ventrículo esquerdo

1.7 Informações gerais

1.7.1 Indicação para a angiografia coronária

As indicações para angiografia coronária foram dominadas pelo STEMI, como mostra a figura 9 abaixo.

Os procedimentos de urgência (< 24 horas) para fins diagnósticos ou terapêuticos representaram 68% dos inquéritos.

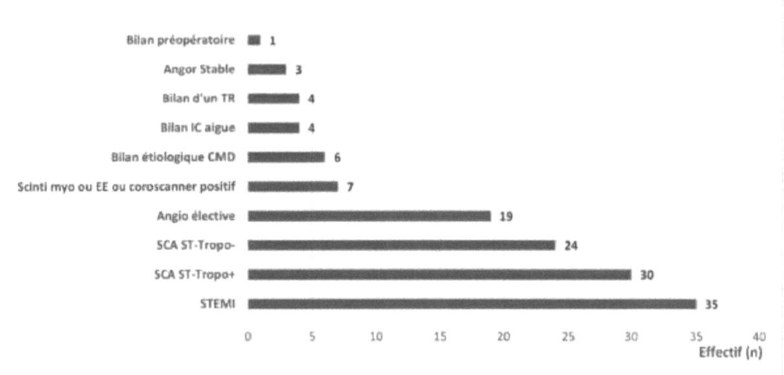

Figura 9: Distribuição da população estudada de acordo com as indicações para coronariografia.

1.7.2 Natureza e abordagem da Гexamen realizar

A figura 10 abaixo ilustra a natureza do exame efectuado.

Cinquenta e quatro pacientes (41% da população) tinham sido submetidos a angiografia coronária diagnóstica ou não-intervencionista (sem angioplastia).

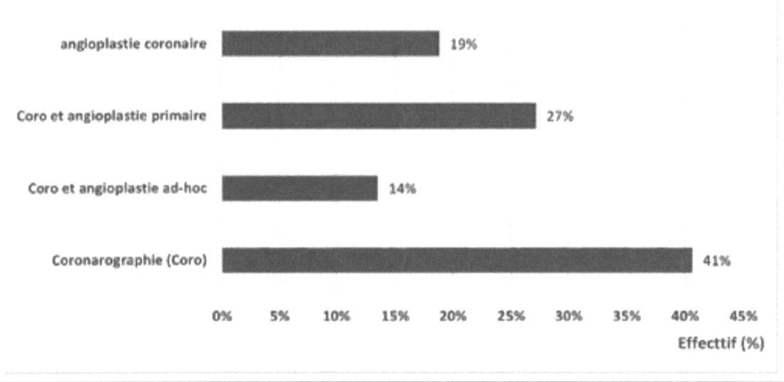

Figura 10: Repartição da população do estudo por tipo de exame

Esta angiocoronariografia foi realizada maioritariamente por via radial (95% dos casos), como se pode observar na figura 11.

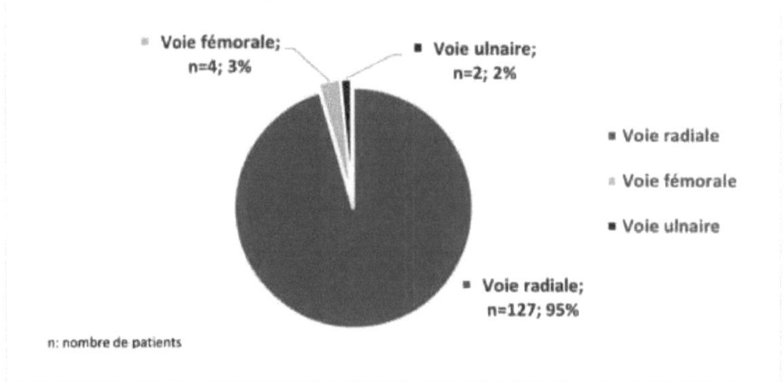

Figura 11: Distribuição da população estudada de acordo com a abordagem utilizada

1.7.3 Da admissão hospitalar à angiografia angio-coronária

A mediana do tempo entre a admissão e a angiografia foi de 2 dias, com um IQR de 25-75% [1-5 dias] e os extremos variando desde o dia da admissão (i.e. Jl) até 16 dias.

Este atraso variou de acordo com as indicações para a angiografia e a angiografia coronária.

Tabela XIV: Demora entre a admissão hospitalar e o exame radiológico no serviço de cardiologia

Tempo entre a admissão e a exploração

	Mediane enjours	Dias extremos
STEMI e NSTEMI	2	1-11
Outra indicação	5	1-16

1.7.4 Dados clínicos no momento do procedimento

Cinco doentes sofreram hipotensão durante o procedimento, 4 dos quais necessitaram de aminas vasopressoras devido a instabilidade hemodinâmica. A hemorragia digestiva foi a causa de hipotensão per-procedimento em apenas um caso. Não ocorreram mortes durante o procedimento.

1.7.5 Dados do CPD

1.7.5.1 Natureza do produto utilizado

O iohexol (Omnipaque 350) foi utilizado em 126 doentes (95%), enquanto o lodinaxol (Visipaque 320) foi recomendado em 7 doentes (5%), 4 dos quais tinham uma depuração inferior a 45ml/min/l,73m2 e 3 eram diabéticos em fase de DRC.

1.7.5.2 Quantidade de produto utilizado

O volume médio de ICP administrado durante o procedimento angiográfico foi de 100 ml, com extremos que variam entre 30 e 500 ml (figura 11).

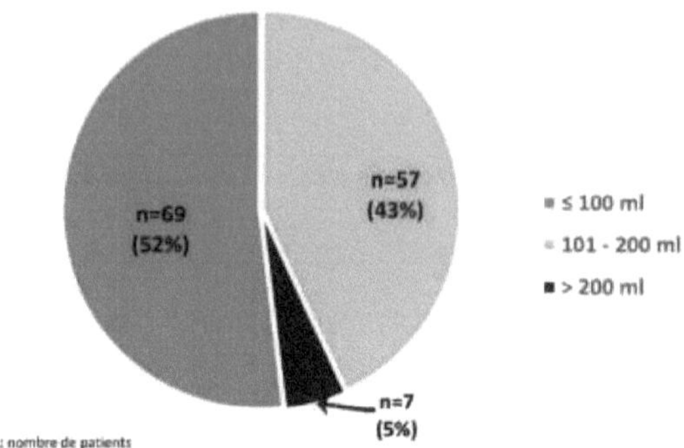

Figura 12: Distribuição da população do estudo de acordo com o volume de meio de contraste administrado

A mediana do rácio volume/desobstrução foi de 1,3, com extremos que variaram de 0,4 a 15,6 e um IQR de 25%-75% [0,7-2].

A dose média de iodo administrada foi de 30 gramas por procedimento com um IQ.R de 25%-75% [18-45].

A mediana do rácio da dose de iodo em gramas/apuramento foi de 0,4 com um IQR de 25%-75% [0,2-0,6].

1.8 Resultados da angiografia coronária

Observamos que o acometimento coronariano bi-truncular foi o mais freqüente durante a angiografia coronariana, detectado em 43 pacientes (32%) (Figura 13).

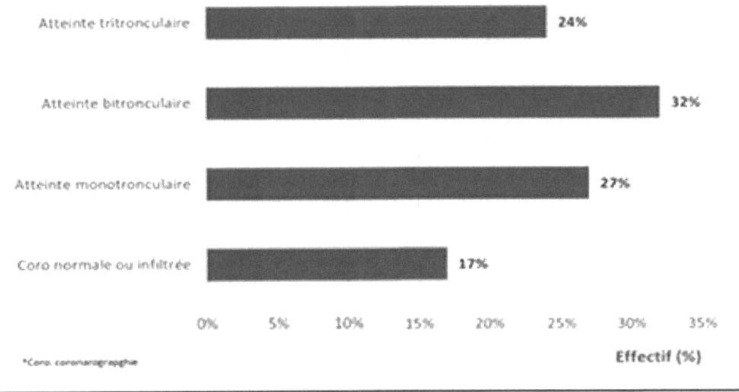

Figura 13: Resultados da angiografia coronária

1.9 Pontuação de Mehran

De acordo com o Mehran Score, a maioria dos doentes (n=93), ou seja, 70%, apresentava um risco baixo de desenvolver LRA associada a PICs.

A Figura 14 mostra a distribuição da população de acordo com esta pontuação, que varia de 0 a 21, com uma pontuação média de 4.

É de salientar que 9 doentes do nosso estudo (7%) tinham uma pontuação superior a 11 (risco alto e muito alto).

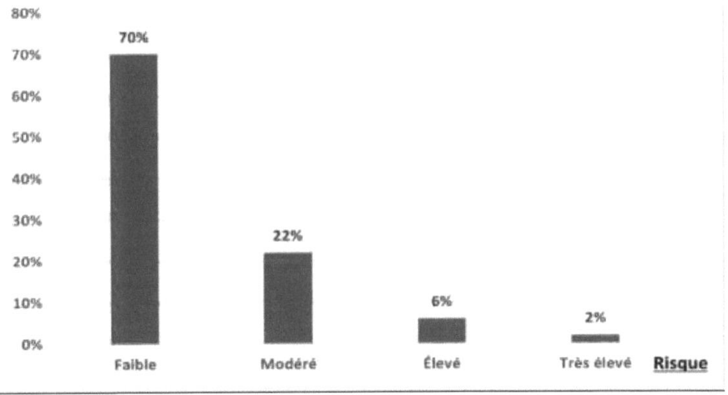

Figura 14: Distribuição da população do estudo de acordo com a pontuação Mehran

1.10 Dados em evolução

Na nossa população de estudo, 21 doentes desenvolveram LRA associada a PICs (16%).

1.10.1Classificação da insuficiência renal aguda

De acordo com a classificação KDIGO 2012, observou-se que, entre os pacientes que desenvolveram LRA associada à ICP, 15 pacientes (71% da amostra) apresentaram insuficiência renal aguda estágio 1, cinco pacientes (24% da amostra) foram classificados como estágio 2, enquanto apenas um paciente foi classificado como estágio 3 (Figura 14).

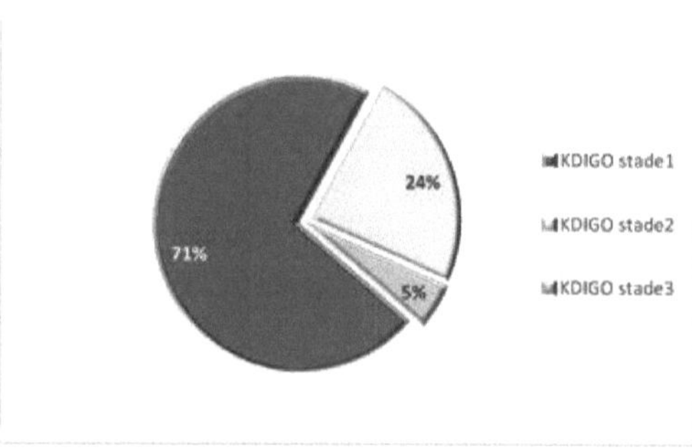

Figura 15: Classificação KDIGO da insuficiência renal aguda

1.10.2Consequências da insuficiência renal aguda

1.10.2.1 doença pulmonar aguda.

Dos vinte e um doentes que desenvolveram CINP, cinco desenvolveram insuficiência pulmonar aguda concomitantemente com uma interrupção do diurético, tendo quatro doentes progredido bem com o diurético.

1.10.2.2 Hipercalemia

Nenhum doente apresentou hipercaliemia, definida como um valor igual ou superior a 5 mmol/l, independentemente da gravidade da LRA.

1.10.2.3 Utilização de hemodiálise

O recurso à hemodiálise foi relatado num único doente diabético com DRC em estádio 4. O redema pulmonar agudo e a anúria foram as indicações para hemodiálise urgente neste doente.

1.10.3Progressão da insuficiência renal aguda

1.10.3.1 Recuperação da função renal

A recuperação completa da função renal foi registada em 9 doentes (42,8%)

com um tempo médio de retorno aos valores normais de creatinemia de 5 dias [2-10].

Cinco doentes apresentaram uma recuperação parcial, definida como uma diminuição de 25-50% da creatininémia durante o período de acompanhamento.

Apenas um doente, com DRC de estádio 4, evoluiu para DRC terminal e foi transferido para o departamento de nefrologia para tratamento posterior.

Nos restantes doentes, a evolução foi desconhecida devido ao curto período de internamento.

1.10.3.2 Duração da estadia

A mediana do tempo de permanência no serviço de cardiologia em caso de ocorrência de

O NPCI na nossa população foi de 5 dias com um IQR de 25%-75% [3-10].

1.10.3.3 Mortes intra-hospitalares

Foram observados os óbitos de dois pacientes entre os que desenvolveram ICNP, o que corresponde a 10% desta amostra.

Ambos os casos, sem DRC, apresentaram hipotensão per-procedimento associada a choque cardiogénico.

2 ESTUDO ANALÍTICO

2.1 Análise univariada dos factores associados à ocorrência de nefropatia por contraste iodado

2.1.1 Dados epidemiológicos

Em nossa casuística, dentre os dados epidemiológicos, apenas a idade >70 anos se correlacionou com a ocorrência de IRA associada à ICP, com um risco 3,2 vezes maior (p=0,032) do que nas demais faixas etárias, com IC 95% [1,16 - 8,87] (Tabela XV).

Tabela XVI: Correlação entre dados epidemiológicos e a ocorrência de NPCI

	NPCI		P
	0 UI	N ON	
Idade (mediana)	65 anos de idade	62 anos de idade	0,091
Idade > 70 anos	8 (38%)	18(16%)	**0,032***
Idade [50-69] anos	12(57%)	79(70%)	0,226
Idade <50 anos	1(5%)	15(13%)	0,265
Homens	14(67%)	79(70%)	0,723
Mulher	7(33%)	33(29%)	

***Tac1eиra55oc1ë a a ocorrência de NPCI.** *NPCI: пёрКгора1Ьlе asso^e aos meios de contraste юёёз

2.1.2 Dados médicos

Entre os antecedentes observados na nossa população de estudo, encontrámos uma associação estatística entre a DRC e a nefropatia diabética com *a ocorrência de* LRA associada a PICs.

De facto, *os doentes com DRC* tinham um risco 6,35 vezes maior (IC 95% [1,45 - 27,83], p=0,022) de desenvolver LRA associada a PICs em comparação com os doentes com função renal normal.

Da mesma forma, os indivíduos com nefropatia diabética tiveram um risco 5 vezes maior (IC 95% [1,23 - 20,64], p=0,035) de desenvolver NICP em comparação com aqueles sem esta complicação.

Entre as medicações administradas simultaneamente à injeção de CPD, o uso de diuréticos, principalmente os de alça, e a administração de insulina foram correlacionados com a ocorrência de IRA associada à ICP. O risco de desenvolver esta complicação foi, respetivamente, 3 vezes maior para todos os diuréticos (4 vezes maior para os diuréticos de alça) e 2,73 vezes maior para a insulina, em comparação com os que não estavam a tomar estes fármacos.

Por outro lado, a toma de BRA ou betabióticos foi associada à prevenção do risco de NICL, com uma probabilidade 3 vezes superior de não desenvolver esta nefropatia.

As diferentes correlações entre os dados anamnésticos e a ocorrência de LRA associada a PICs estão apresentadas na Tabela XVII.

Tabela XVIII: Correlação entre os dados anamnésticos e a ocorrência de NPCI

	NPCI		**P**
	SIM	**NÃO**	
Hábitos			
Tabagismo ativo	11(52%)	59(53%)	0,980
Antecedentes			
Diabetes	10(48%)	57(51%)	0,783
HTA	14(67%)	64(57%)	0,416
Dislipidemia	9(43%)	36(32%)	0,341
Insuficiência renal crónica	4(19%)	4(3,6%)	**0,022***
Nefropatia diabética	4(19%)	5(4,5%)	**0,035***
Insuficiência renal aguda	2(9%)	4(4%)	0,240
Injeção de PDC < 3 meses	4(19%)	16(14%)	0,522
Número de factores de risco cardiovascular > 2	19(90%)	95(85%)	0,737
Medicação concomitante			
Diuréticos	13(62%)	39(35%)	**0,02***
Espironolactona	3(14%)	14(12%)	0,737
Diuréticos de ansa	9(43%)	18(16%)	**0,014***
Diuréticos de tiazida	4(19%)	17(15%)	0,744
BSRA	9(43%)	79(70%)	**0,014**
Diuréticos e ASRB	6(29%)	34(30%)	0,870
Beta-agonistas	12(57%)	89(79%)	**0,028**
Estatinas	19(90%)	104(93%)	0,658
PPI	19(90%)	90(80%)	0,364
ISGLT2	3(14%)	18(16%)	

Insulina	10(48%)	28(25%)	**0,035***
Metformina	4(19%)	17(15%)	0,744
Clopidogrel	19(90%)	98(87%)	1
Aspirina	16(76%)	101(90%)	0,134
AINES	1(5%)	7(6%)	1

AINEs: anti-inflamatórios não esteróides, RABS: bloqueadores do sistema renina angiotensina, PPIs: inibidores da bomba de protões, ISGLT2: inibidores da bomba SGLT2, NPCI: пёрКгораГЬІе induzido por meios de contraste, PDC: meios de contraste

***Fator associado ao desenvolvimento da NICP** *CINP: nefropatia associada a produtos de contraste iodados

2.1.3 Dados clínicos

Entre os dados clínicos do exame físico pré-procedimento, a desidratação foi correlacionada com a ocorrência de LRA associada à ICP, com um risco 13 vezes maior de desenvolver esta nefropatia em relação aos pacientes normo-hidratados (IC95% [2,2-76,17]).

Do mesmo modo, os doentes com excesso de hidratos de carbono apresentavam um risco 4 vezes maior de desenvolver CINP em comparação com os doentes com hidratos de carbono normais (Quadro XIX).

Tabela XX: Correlação entre os dados clínicos e a ocorrência de ICNP

	NPCI		P
	SIM	NÃO	
Desidratação n(%)	**4(19%)**	**2(2%)**	**0,006***
Sobrecarga n(%)	**9(42,9%)**	**18(16,1%)**	**0,014***
PAS pré-ICP (Mediana em mmHg)	**130**	**130**	**0,897**
DAP antes da ICP (Mediana em mmHg)	**75**	**75**	**0,997**

***fator a55oclë para a ocorrência de NPCI.** *NPCI: пёрКгора1Ые аззобёе para contrastar meios ^ёз

2.1.4 Dados biológicos

Dos dados biológicos solicitados no nosso estudo, apenas a kalemia não se correlacionou com a ocorrência de LRA associada à PIC (Tabela XXI).

A anemia e a alteração da função renal pré-procedimento foram estatisticamente associadas à ocorrência de LRA em doentes submetidos a ICP, com um risco 3,64 vezes e 4 vezes superior de desenvolver CINP, respetivamente (IC 95% [1,39-9,52], p=0,006), (IC 95% [1,44-10,65], p=0,014). Encontrámos também uma associação estatisticamente significativa entre o rácio neutrófilos/linfócitos e a ocorrência de LRA associada à PIC com um valor de limiar ROC >3,49 e um p<0,001.

Tabela XXII: Correlações entre dados biológicos e a ocorrência de NPCI

NPCI			
	SIM	NÃO	P
	Mediane		
Taxa de filtração glomerular pré processual	**65,61 +/- 26**	**82,7 +/- 22**	**0,002***
Creatinina (umol/l)	**90**	**78**	**0,013***
Alteração da função renal (n (%))	**9(43%)**	**18(16%)**	**0,014***
Uree(mmol/l)	**8,5**	**6**	**0,000***
Natremia(mmol/l)	**136**	**138**	**0,002***
Kaliemie(mmol/l)	**4,2**	**4,4**	**0,706**
Hematócrito (%)	**38%**	**41%**	**0,009***
[3]Neutrófilos (N) (/mm)	**5795**	**5160**	**0,029***
[3]Linfócitos(L) (/mm)	**1035**	**1810**	**0,001***
Rácio neutrófilos/linfócitos	**4,8**	**2,7**	**0,000***
	Média +/-	Desvio padrão	P
Hemoglobina (g/dl)	**12 +/- 2,2**	**13,4 +/-1,83**	**0,017***
Anemia (n (%))	**12(57%)**	**30(27%)**	**0,006***

***fator a55oc1ë a a ocorrência de NPCI.** *NPCI: nëpKropa1ble a55oc1ëe para contrastar meios ^ë

2.1.5 Dados eco cardiográficos

De acordo com os dados eco cardiográficos do nosso estudo, a FEVE <40% esteve estatisticamente associada à ocorrência de NICP, com um risco 3,92 vezes maior de desenvolvê-la em relação aos pacientes com FEVE >40% (IC 95% [1,44-10,65]) (Tabela XII).

Verificou-se que os doentes com uma veia cava superior dilatada têm um risco 4 vezes maior de desenvolver NVIQ em comparação com os restantes doentes (IC 95% [1,18-14]).

Tabela XXIII: Correlações entre os dados eco-cardiográficos e a ocorrência de NPCI

	NPCI		P
	SIM	NÃO	
Mediane			
FEVE	**40%**	**57%**	**0,002***
	Número n(%)		
FEVE <40	**9(43%)**	**18(16%)**	**0,014***
FEVE 40%-49	6(29%)	13(12%)	0,08
FEVE > 50%	6(29%)	81(72%)	**0,000**
vcidilatde	5 (23,8%)	8 (7%)	
ICV não dilatada	16 (76,2%)	104 (93%)	**0,033***

*FEVE: Fração de Ejeção do Ventrículo Esquerdo, *NPCI: Índice Nacional de Pacemaker Nefropatia induzida por ▪ meios de contraste

***Fator associado ao desenvolvimento do ICNP** *VCI: veia cava inferior

2.1.6 Dados processuais

A Tabela XXIV abaixo mostra que, no nosso estudo, a natureza do exame efectuado, a abordagem utilizada, a instabilidade da HD durante o procedimento e as caraterísticas do PIC utilizado estiveram estatisticamente associadas à ocorrência de IRA associada aos PIC.

Os pacientes submetidos a angiografia coronária com angioplastia primária tiveram 3,44 vezes mais probabilidade de desenvolver IRA associada à ICP em comparação com os restantes pacientes (IC 95% [1,24-9,54]).

Em termos de caraterísticas da PIC, os doentes que utilizaram iodixanol tinham 8,55 vezes mais probabilidades de desenvolver IRA associada à PIC em comparação com os doentes que utilizaram iohexol (IC 95% [1,56-41,58]). Além disso, a dose de PIC, a relação entre o volume injetado (ml)/clarificação e a dose de iodo (g)/clarificação foram correlacionadas com a ocorrência de NICP com limiares respectivos superiores a 32,5 g (p = 0,04), 2,48 (p = 0,001), 0,74 (p = 0,001).

Além disso, pacientes com escore Mehran >11 tiveram 8,44 vezes mais chances de desenvolver LRA associada à ICP em comparação com aqueles com escore <11 (IC 95% [2,05 -34,76]).

Quadro XXV: Correlação entre os dados processuais e a ocorrência de NPCI

NPCI

Sim Não

Número n(%) P

			Sim	Não	P
Indicação de angiografia coronária	Indicação urgente <24h		14(67%)	76(68%)	
	Indicação >24h		7(33%)	36(32%)	0,915
Exame	Natureza do ato	Angiografia coronária Apenas	4(19%)	49(44%)	**0,034**
		Angiografia coronária e angioplastia primária	8(38%)	17(15%)	**0,028***
		Angiografia coronária e angioplastia ad hoc	5(24%)	32(29%)	0,655
		Angioplastia	4(19%)	14(12%)	0,485
	Abordagem	Feminino	18(86%)	111(99%)	0,012
		Radial	3(14%)	3(2,7%)	**0,04**
	Dados clínicos	(instabilidade HD)	3(14%)	1(1%)	**0,012***
Delaientre admissão e ato	Mediane		1 dia	2 dias	0,06
Meio de contraste	Natureza	Visipaque (lodixanol...)	4(19%)	3(3%)	**0,012***
		Omnipaque	17(81%)	109(97%)	
	Volume	Mediane	120 ml	120 ml	0,052
	Dose	Mediane	36 g	30g	**0,04***
	Relação entre volume e luminosidade	Mediane	2,48	1,25	**0,001***
	Rácio dose/compensação	Mediane	0,75	0,37	**0,001***
Resultado de angiografia coronária	normal ou infiltree		1(5%)	21(19%)	0,197
	Doença de um só vaso		5(24%)	31(28%)	0,714
	Doença de dois vasos		8(38%)	35(31%)	0,538
	Doença tritronvascular		7(33%)	25(22%)	0,279
Pontuação de Mehran	Pontuação > 11		5(23,8%)	4(3,6%)	**0,005***

***Fator associado ao desenvolvimento do ICNP** *NPPCI: nefropatia associada a meios de contraste iodados

2.1.7 Dados evolutivos

No nosso estudo, foi encontrada uma correlação entre o tempo de internamento, o óbito intra-hospitalar e a ocorrência de ICPN (tabela XXVI).

A presença de NPCI está associada a um aumento destes parâmetros.

TabelaXXVII: Correlação entre os dados evolutivos após a ocorrência de NPCI

NPCI			P
	Sim	Não	
Duração do internamento: mediana, IQR [25%-75%].	5 [3-10]	2[2-2]	**0,000***
Mortes internamento n(%)	2 (10%)	0	**0,001***

***Fator associado ao desenvolvimento de NICP** *NICP: nefropatia associada a meios de contraste iodados

2.2 Análise multivariada dos factores associados à ocorrência de nefropatia por contraste iodado

Na análise univariada, vários factores foram identificados como preditivos da ocorrência de LRA associada à PIC. Para determinar os factores independentes para a ocorrência de LRA, optámos por incluir numa análise multivariada, através de regressão logística binária, os 30 factores de interesse para a população em geral. Verificámos que a insuficiência renal crónica, a fração de ejeção do ventrículo esquerdo baixa (<40%), a desidratação, a sobrecarga, a angioplastia primária, os níveis elevados de ureia, a relação neutrófilos/linfócitos >3,49, a utilização de iodixanol como meio de contraste e a relação dose/clash >0,74 estavam independentemente associados à ocorrência de IRA associada à ICP.

Em contraste, apenas a FEVE >50% foi identificada como estando independentemente associada à prevenção de LRA associada à ICP. (Tabela XXVIII)

TabelaXXIX: Análise multivariada dos factores associados à ocorrência de ICNP

Factores associados à ocorrência de NPCI	P	Rácio de probabilidade	Intervalo 95% de confiança	
			Inferior	Superior
Dados anamnésticos				
IDADE>70	0,159	2,832	0,665	12,065
Insuficiência crónica de rënale	**0,028***	**5,544**	1,202	25,558
Diuréticos	0,403	1,738	0,476	6,344

Diuréticos de ansa	0,262	2,090	0,577	7,572
Insulina	0,182	2,042	0,716	5,581
Dados clínicos				
OëзKy^a1a1юп	**0,036***	**8,442**	1,155	61,723
Sobrecarga	**0,037***	**3,637**	1,08	12,245
Instabilidade HD	0,07	17,067	0,797	365,587
Dados de ultrassom				
FEVE < 40%.	**0,008***	**4,559**	1,481	14,038
Natureza do ato				
Angiografia coronária + angioplastia primária	**0,019***	**3,950**	1,248	12,499
Biologia				
Uree	**0,022***	**1,423**	1,053	1,924
Creatinina	0,359	0,983	0,949	1,019
DFG prë procë^ra1e	0,568	1,013	0,970	1,057
Função renal акёrёе	0,732	0,683	0,07	6,032
Natremie	0,125	1,197	0,951	1,506
№moglobina	0,313	1,170	0,862	1,588
Anëт1e	0,126	2,475	0,776	7,894
№matocrito	0,220	1,434	0,806	2,550
Neutrófilos	**0,018***	**1,000**	0,900	1,000
Linfócitos	0,125	1,001	1,000	1,002
Relatório neutrófilos/linfócitos >3,49	**0,004***	**6,092**	1,784	20,797
Caraterísticas da PCI				
Via radial	0,371	2,570	0,326	20,291
Iodinaxol(visipaque 320)	**0,019***	**9,299**	1,438	60,153
Dose de PCI >32,5g	0,063	2,837	0,946	8,501
V/CL >2,48	0,103	4,090	0,754	22,188
D/CL >0,74	**0,040***	**3,930**	1,004	15,383
Pontuação de Mehran > 11	0,12	4	1	22,95
Factores associados à prevenção de um NPCI	**P**	**Rácio de probabilidade**	**Intervalo 95% de confiança**	
			Inferior	**Superior**
FEVE >50	**0,002**	11	2,403	50,314
Medicamentos				
BSRAA	0,299	2,018	0,536	7,601
Bë!aЫояиап15	0,758	1,263	0,286	5,580

BSRA: Bloqueurs du systeme renine angiotensine neutrophiles/lymphocytes , PCI: produit de contraste iode clairance, VCI: veine cave inferior DFG: Débito de **1** , V: volume injetado Taxa de filtração glomerular , N/L: Rácio , Dose: dose de meio de contraste, CL :

***fator ^ëpe^an! para a ocorrência de NPCI.** * NPCI: пёрКгора1Ыe asso^e aos meios de contraste ^ё

Capítulo 4

Os avanços na cardiologia de intervenção têm melhorado o diagnóstico clínico e o tratamento dos doentes nos últimos anos. No entanto, a maioria destas técnicas continua a basear-se na injeção intravascular de meio de contraste iodado, que tem toxicidades bem conhecidas, nomeadamente a nefropatia por meio de contraste iodado. Esta patologia, reconhecida há cerca de cinquenta anos, é uma das principais causas de insuficiência renal aguda nos hospitais. Está, por conseguinte, associada a uma elevada morbilidade e mortalidade hospitalar, tanto a curto como a longo prazo.

Os factores de risco para a nefropatia por contraste iodado incluem factores relacionados com o doente e com o procedimento:

Factores relacionados com o doente: idade avançada, diabetes, insuficiência renal crónica ou pré-existente, alteração da função contrátil do ventrículo esquerdo, presença de anemia, hipovolemia, utilização de tratamentos nefrotóxicos.

Factores relacionados com o procedimento: (utilização de produtos de contraste hiperosmolares, (utilização de doses excessivas de produtos de contraste iodados, (administração repetida em intervalos curtos, via de administração intra-arterial e (indicação urgente para o procedimento.

Foram desenvolvidas várias classificações para estratificar o risco desta complicação, nomeadamente a classificação clínica de Mehran.

Esta estratificação tornou possível otimizar a gestão dos doentes em risco. A prevenção continua a ser o meio mais eficaz de gerir a nefropatia por contraste iodado. A prevenção depende essencialmente do nível de risco.

Neste contexto, a expansão de volume é o único tratamento comprovado para a prevenção da nefropatia por contraste iodado.

A partir de uma série de 133 pacientes explorados por angiografia coronária ou tratados por angioplastia coronária no serviço de cardiologia do Hospital Mongi Slim entre abril e junho de 2023, propomos :

❖ Determinação da incidência de IRA associada a meios de contraste iodados

❖ Identificar factores preditivos para a ocorrência de nefropatia de contraste em cardiologia.

Os critérios de inclusão foram todos os pacientes com mais de 18 anos de idade que foram submetidos a angiografia coronária e/ou angioplastia coronária no serviço de cardiologia do Hospital Mongi Slim durante o período do estudo. Os critérios de não inclusão foram os doentes com insuficiência renal obstrutiva e os doentes em diálise crónica. Foram excluídos os doentes com dados em falta no processo, nomeadamente os valores de creatinina pré e pós-procedimento.

O protocolo de prevenção aplicado neste estudo observacional é o adotado no serviço de cardiologia, que consiste essencialmente na re-hidratação com NaCL 9g/L, iniciada 24 horas antes da injeção do meio de contraste iodado e continuada no dia do procedimento e 48 horas depois, respeitando o estado de hidratação dos doentes.

A idade média dos nossos doentes foi de 63 anos (28 a 82 anos), com predomínio do sexo masculino (70%). Os indivíduos com idade igual ou superior a 70 anos representaram 19% dos doentes.

Os principais factores de risco cardiovascular foram: tabagismo (53%), diabetes (50%), hipertensão arterial (59%) e dislipidemia (34%).

Vinte doentes (15%) tinham sido submetidos a exames que requeriam a injeção de produtos de contraste nos 3 meses anteriores à exploração coronária.

Seis doentes (4,5%) apresentaram sinais de desidratação antes da injeção de contraste.

Oito doentes (6%) tinham insuficiência renal crónica.

Vinte e sete doentes (20,3%) apresentavam disfunção ventricular esquerda.

A mediana da creatininemia pré-procedimento foi de 81pmol/l, com extremos que variaram entre 49 e 269pmol/l.

A anemia estava presente em 32% dos doentes.

A mediana da pontuação de risco de Mehran foi de 4, com extremos variando de 0 a 21.

O procedimento de cardiologia de intervenção consistiu em angiografia coronária em 41% dos casos, angioplastia primária em 27% dos casos, angiografia coronária com angioplastia ad-hoc em 14% dos doentes e angioplastia coronária (electiva) em 19% dos casos.

O volume médio de meio de contraste injetado foi de 100 ml, com extremos que variaram entre 30 e 500 ml.

A mediana do rácio volume/claridade foi de 1,3, com extremos que variaram entre 0,4 e 15,6, enquanto a mediana da dose de iodo em gramas/rácio de claridade foi de 0,4, com extremos que variaram entre 0,12 e 5.

A incidência global de nefropatia de contraste foi de 16%, ou seja, 21 doentes.

Num estudo multivariado, a ocorrência desta complicação foi significativamente associada aos seguintes factores de risco

- Insuficiência renal crónica (p=0,028 odds ratio: 5,544 95% CI [1,202-25,558])
- Estado de hidratação (desidratação: p=0,036 razão de probabilidades: 8,442 IC 95% [1,155-61,723] e sobrecarga: p=0,037 razão de probabilidades: 3,637 IC 95% [1,0812,245])
- Fração de ejeção do ventrículo esquerdo inferior a 40% (p=0,008 odds ratio: 4,559 IC 95% [1,481-14,038])
- Angioplastia primária (p=0,019 odds ratio: 3,950 IC 95% [1,24812,499])
- Ureia (p=0,022 razão de probabilidades: 1,423 IC 95% [1,053-1,924])
- Razão neutrófilos/linfócitos >3,49 (p=0,004 razão de probabilidades: 6,092 IC95% [1,784-20,797])
- Rácio dose/claridade >0,74 (p=0,040 odds ratio: 3,930 IC 95% [1,004-15,383])

Em contrapartida, apenas uma fração de ejeção do ventrículo esquerdo >50%

foi associada de forma independente à prevenção da insuficiência renal aguda associada aos meios de contraste iodados (p=0,002 odds ratio: 11IC 95% [2,403-50,314]).

As limitações do nosso estudo são as seguintes:

- ❖ O carácter retrospetivo e monocêntrico do estudo
- ❖ O curto período de observação
- ❖ O número de doentes incluídos não foi tão elevado.
- ❖ A creatinina sérica só foi medida antes do procedimento e em D2-3. A NPCI de início tardio foi possível até D10 e foi sub-diagnosticada.
- ❖ A creatinina sérica é um marcador não específico para avaliar a eficácia das medidas preventivas contra a CINP.

No final do nosso estudo, sugerimos :

- ❖ Identificar os factores de risco para o desenvolvimento de nefropatia de contraste relacionados com o doente e o procedimento,
- ❖ Preferir meios de contraste iodados iso ou hipo-osmolares
- ❖ Utilizar o menor volume possível de contraste
- ❖ Incorporar uma medida mais objetiva do volume do meio de contraste, como o volume máximo de contraste permitido ou o rácio entre o volume do meio de contraste e a depuração da creatinina.
- ❖ Continuar a tomar bloqueadores do sistema renina-angiotensina antes da injeção de meios de contraste, particularmente em doentes coronários, devido aos seus efeitos benéficos na remodelação cardíaca.

REFERÊNCIAS

1. Houssaini TS. Prevention de la toxicite des produits de contraste iodes en cardiologie interventionnelle Prevenção da nefropatia induzida por contraste em cardiologia de intervenção. 2010;

2. Azzalini L, Spagnoli V, Ly HQ. Nefropatia Induzida por Contraste: Da Fisiopatologia às Estratégias Preventivas. Jornal Canadiano de Cardiologia. 1 Feb 2016;32(2):247-55.

3. Ronco F, Tarantini G, McCullough PA. Contrast induced acute kidney injury in interventional cardiology: an update and key guidance for clinicians. RCM. 30 de março de 2020;21(l):9-23.

4. Humbert A, Kissling S, Teta D. Nefropatia por meios de contraste. Rev Med Suisse. 5 de junho de 2013;389(22):1222-8.

5. Tsai TT, Patel UD, Chang Tl, Kennedy KF, Masoudi FA, Matheny ME, et al. Incidência Contemporânea, Preditores e Resultados de Lesão Renal Aguda em Pacientes Submetidos a Intervenções Coronárias Percutâneas. JACC Cardiovasc Interv. Jan 2014;7(l):l-9.

6. De Laforcade L, Bobot M, Bellin MF, Clement O, Grange S, Grenier N, et al. Recomendações da ESUR sobre a utilização de meios de contraste: inquérito prático, revisão e comentário do CJN, FIRN e SFNDT. Nephrologie & Therapeutique. abril de 2021;17(2):80-91.

7. Aviso. Kidney International Supplements, março de 2012;2(l):l.

8. Grupo de trabalho ad-hoc da ERBP, Fliser D, Laville M, Covic A, Fouque D, Vanholder R, et al. A European Renal Best Practice (ERBP) position statement on the Kidney Disease Improving Global Outcomes (KDIGO) clinical practice guidelines on acute kidney injury: part 1: definitions, conservative management and contrast-induced nephropathy. Nephrol Dial Transplant, Dez 2012;27(12):4263-72.

9. Mghaieth F, Ayari J, Ben Rejeb R, Mbarki S, Farhati A, Larbi N, et al [Indução de contraste nephropathy after cardiac catheterization: a prospective study of 180 patients], Tunis Med. Apr 2012;90(4):320-7.

10. Laroussi L, Halima AB, Houmed A, Bennour E, Haj ZE, Boukhris M, et al. lodixanol versus lopromida em doentes com risco elevado de nefropatia induzida por contraste: estudo de contraste IO2
lodixanol versus lopromida em pacientes com alto risco de nefropatia induzida por contraste: estudo de contraste IO2. 2018;

11. Spagnoli V, Azzalini L, Tadros VX, Picard F, Ly HQ. Nefropatia induzida por contraste: uma atualização. Annals of Cardiology and Angeiology. abril de 2016;65(2):87-94.

12. Resumo das caraterísticas do produto - OMNIPAQUE 300 mg d'I/mL, solution injectable - Base de données publique des medicaments [Internet], [cite 22 mai 2024]. Disponível em: https://base-donnees-publique.medicaments.gouv.fr/affichageDoc.php?specid=65106581&typedoc=R

13. Resumo das caraterísticas do produto - VISIPAQUE 320 mg d'I/mL, solution injectable - Base de données publique des medicaments [Internet], [cite 22 mai 2024]. Disponível em: https://base-donnees-publique.medicaments.gouv.fr/affichageDoc.php?specid=60567418&typedoc=R

14. Livio F, Biollaz J, Burnier M. Estimation de la fonction renale par l'equation MDRD : interet et limites pour l'adaptation des doses de medicaments. Rev Med Suisse. 26 Nov 2008;181(43):2596-600.

15. Mehran R, Aymong ED, Nikolsky E, Lasic Z, lakovou I, Fahy M, et al. A simple risk score for prediction of contrast-induced nephropathy after percutaneous coronary intervention: Development and initial validation. Journal of the American College of Cardiology. 6 de outubro de 2004;44(7):1393-9.

16. Gariani K, Tran C. Glycaemoglobin: a new screening tool? Rev Med Suisse. 8 de junho de 2011;298(22):1238-42.

17. WHO_NMH_NHD_MNM_ll.l_eng.pdf [Internet], [citado em 22 de maio de 2024]. Disponível em: https://iris.who.int/bitstream/handle/10665/85839/WHO_NMH_NHD_MNM_ll.l_eng.pdf

18. MAR_D1_RBPM Hypertention arterielle de l'adulte.pdf [Internet], [cite 22 May 2024]. Disponível em : https://extranet.who.int/ncdccs/Data/MAR_Dl_RBPM%20Hypertention%20arteri%C3%A9lle% 20of%20adult.pdf

19. Classification des insuffisances cardiaques et demarche etiologique [Internet], [cite 22 May 2024]. Disponível em: https://www.larevuedupraticien.fr/article/classification-des- cardiac-failure-and-etiological-approach

20. I Desidratação extracelular (DCE) - [Fisiologia e fisiopatologia renal] [Internet], [citar 22 de maio de 2024]. Disponível em: https://cuen.fr/lmd/spip.php2rubrique96

21. Desidratação intracelular (DIC) - [Fisiologia e fisiopatologia renal] [Internet], [citar 22 de maio de 2024]. Disponível em: https://cuen.fr/lmd/spip.php2rubrique98

22. Serveaux M, Burnier M, Kissling S. Interpretação da volemia na insuficiência renal aguda. Rev Med Suisse. 26 Feb 2014;419:474-9.

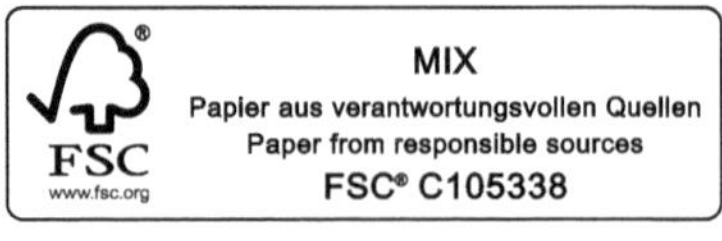

Printed by Books on Demand GmbH, Norderstedt / Germany